ETUDE SUR QUELQUES CAUSES

DE DIARRHÉE ET DE VOMISSEMENTS

CHEZ LES ENFANTS DU PREMIER AGE

PAR

Maurice BOURRILLON,
Docteur en médecine de la Faculté de Paris.

PARIS
A. PARENT IMPRIMEUR DE LA FACULTÉ DE MÉDECINE
29-31, RUE MONSIEUR-LE-PRINCE, 29-31.

1879

ETUDE SUR QUELQUES CAUSES

DE DIARRHÉE ET DE VOMISSEMENTS

CHEZ LES ENFANTS DU PREMIER AGE

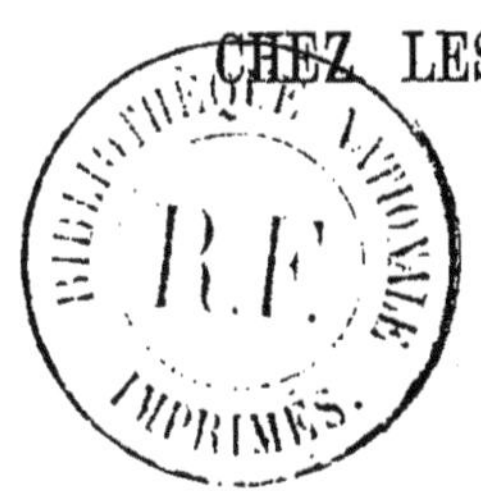

PAR

Maurice BOURRILLON,

Docteur en médecine de la Faculté de Paris.

PARIS

A. PARENT IMPRIMEUR DE LA FACULTÉ DE MÉDECINE

29-31, RUE MONSIEUR-LE-PRINCE, 29-31.

1879

MEIS ET AMICIS

A MON PRÉSIDENT DE THÈSE

M. LE PROFESSEUR DEPAUL

ÉTUDES SUR QUELQUES CAUSES

DE

DIARRHÉE ET DE VOMISSEMENTS

CHEZ

LES ENFANTS DU PREMIER AGE

AVANT-PROPOS

Ayant eu l'occasion d'observer, il y a quelques mois, une épidémie de diarrhée dans les environs de Paris, nous avons été frappé des résultats obtenus par une hygiène bien réglée, alors que souvent tout l'arsenal pharmaceutique avait échoué. C'est en recherchant et en combattant la cause que l'on pouvait arriver à la guérison. Comme nous le verrons, c'est le vice de l'alimentation qui détermine le plus souvent chez les nourrissons ces terribles épidémies de « la maladie », suivant l'expression consacrée par les éleveuses.

Nous étudierons dans un premier chapitre ce qu'avec

Rilliet et Barthez, et M. Parrot, nous appellerons les causes prédisposantes. Dans les chapitres suivants, nous nous occuperons par ordre d'importance des causes que l'on doit considérer comme vraiment déterminantes. Nous ajouterons quelques observations personnelles prises parmi celles dont l'étiologie est à peu près évidente et dans lesquelles les déductions thérapeutiques tirées de l'étude des causes ont donné des résultats positifs.

On trouvera enfin, dans un index bibliographique, la liste des ouvrages principaux que nous avons consultés et qui nous ont guidé dans ce travail.

CHAPITRE PREMIER

DES CAUSES PRÉDISPOSANTES.

Chez les enfants, comme chez l'adulte, pour que la maladie se greffe sur l'individu, il faut que celui-ci soit disposé à se soumettre à l'influence morbide. On trouvera une fois de plus la confirmation de ce fait dans l'observation de deux jumeaux que nous rapportons plus bas, d'après Valleix :

1° L'*âge* paraît avoir une influence sur le développement de la diarrhée. D'après Dubois (Thèse de Paris, 1858), celle-ci serait fréquente depuis le moment de la naissance et surtout de six à sept mois jusqu'à deux ans, elle deviendrait plus rare à cette époque. Une statistique de M. West portant sur 2129 observations établit que c'est entre six et vingt-quatre mois que l'on verrait le plus d'enfants atteints de troubles digestifs. A propos de l'âge, nous devons faire observer avec Rilliet et Barthez que, dans les premiers mois de la vie, il n'y a aucune relation entre la gravité des symptômes et l'étendue des lésions, et qu'à cet âge on ne peut guère établir de distinction entre les maladies de l'estomac et celles de l'intestin. Aussi la diarrhée est-elle fréquemment accompagnée de vomissements.

2° Le *sexe* joue un rôle peu important. Rilliet et Barthez ont cependant remarqué qu'il y avait une prédisposition plus marquée du côté des filles. Ne serait-ce pas parce qu'elles naissent généralement plus faibles ?

3° *Tempérament. Constitution.* — Les enfants rachitiques, herpétiques sont évidemment prédisposés aux affections des voies digestives. Il en est de même pour les avortons (statistique de la Maternité, Bouchaud, loc. cit.) et les enfants atteints de faiblesse congénitale (Parrot, loc. cit.).

4° Les malformations ou maladies qui peuvent gêner l'allaitement, le bec de-lièvre, par exemple, le coryza (Parrot, p. 378, loc. cit.) prédisposent également les enfants à la diarrhée.

5° L'*hérédité* paraît jouer un rôle. Des enfants sont pris de catarrhes pulmonaires ou intestinaux par le seul fait d'une prédisposition héréditaire (Rilliet et Barthez).

6° Il y a enfin des faits qui semblent inexplicables. Valleix (loc. cit., p. 418) parle d'un enfant de trois semaines, pour lequel il a été consulté. Il était, dit-il, atteint du muguet, de diarrhée abondante et d'un érythème occupant toute la face postérieure des cuisses et des jambes. Cet enfant avait un frère jumeau. Tous deux étaient soumis aux mêmes règles d'hygiène générale et alimentaire, tous deux mangeaient de la bouillie, leur mère n'ayant pas assez de lait pour les nourrir, et un seul était cependant malade. Il semble que l'on a affaire à un de ces états idiosyncrasiques que l'on observe si souvent chez les adultes.

Nous allons maintenant étudier les causes déterminantes. Faisons d'abord une remarque importante. Même en laissant de côté les causes prédisposantes, il est rare qu'il existe une seule cause : une mauvaise nourriture marche souvent de pair avec l'encombrement et la malpropreté ; une influence épidémique se fera sentir avec la dentition. Il faut donc bien se pénétrer de ce fait-là, si l'on ne veut s'exposer à de fâcheux échecs.

CHAPITRE II.

DE L'ALIMENTATION.

De toutes les causes de diarrhée, la plus importante et aussi la plus grave est bien certainement *une alimentation vicieuse.* Je dis la plus grave, parce que c'est une de celles que le médecin éprouve le plus de peine à modifier. Il a malheureusement contre lui l'intérêt et le mauvais vouloir des éleveuses et quelquefois l'indifférence des parents eux-mêmcs. La loi votée le 9 juin 1874 à la suite de la proposition et du rapport de M. Théophile Roussel, les sociétés protectrices de l'enfance, la propagande des médecins prouvent l'importance de la question et montrent aussi combien sont grandes les difficultés à surmonter. C'est parmi les enfants confiés à des nourrices mercenaires, pour être élevés au sein ou au biberon, que la mauvaise alimentation produit ses effets les plus désastreux.

Nous ne nous étendrons pas ici sur les valeurs respectives de l'allaitement naturel et de l'allaitement artificiel. La question est jugée aujourd'hui. Le biberon et le petit pot sont les causes indiscutables de nombreux troubles digestifs ; aussi ne doit-on les autoriser qu'avec une extrême réserve et ne jamais ne les confier qu'à des mains dévouées. Les soins et la vigilance de la mère sont indispensables, eux seuls peuvent atténuer les effets de l'allaitement artificiel. Nous le répétons, ce dernier est la cause la plus fréquente de diarrhée ; mais à raison de cette fréquence on le surveille attentivement, on le modifie selon les circonstances ; tandis qu'il se trouve dans l'allaitement naturel une série de causes qui échappent souvent, parce que l'attention n'est pas portée sur elles. Nous allons insister sur quelques-uns de ces points.

L'allaitement naturel peut être mauvais :

1° *Par la trop petite quantité de lait.* — Vous voyez un nouveau-né faisant des efforts de succion, pleurant au moment où il vient d'être retiré du sein (et c'est pour lui la seule façon d'exprimer sa peine), se jetant sur le doigt qu'on lui présente, c'est que le lait lui manque. Natalis Guillot a un des premiers mis en évidence et apprécié exactement la quantité de lait absorbé. Par des pesées il est arrivé à conclure qu'un enfant doit en moyenne absorber 80 gr. à 150 gr. ou 200 gr. de lait à chaque tetée. Ce qui fait qu'un enfant qui prend dans une journée moins d'un kilogramme de lait est un enfant mal nourri. Il est bien entendu que nous ne parlons ici du lait qu'au point de vue de la quantité ; quant à sa qualité, nous y reviendrons à l'article « État du lait ».

2° *Par la trop grande quantité.* — Rarement on observe des troubles digestifs graves par suite d'une trop grande quantité de lait absorbée. Elle amène fréquemment cette régurgitation que M. Parrot appelle physiologique, un hoquet, qui, d'après le même auteur, ne gêne en rien l'enfant. Vogel dit que cette régurgitation est due aux mouvements péristaltiques de l'estomac, qui (les nouveau-nés n'ayant pas de grand cul-de-sac), rejettent au dehors la trop grande quantité d'aliments. En tout cas on ne doit pas admettre sans réserve le vieux dicton : « Enfant vomissant est enfant bien venant. » Cette intolérance momentanée de l'estomac peut amener des troubles plus graves. M. Parrot signale aussi des désordres dans la digestion des enfants confiés, dans des salles de crèche, à un personnel insuffisant. Les repas étant rares, et par suite trop abondants, l'estomac se distend rapidement d'une façon exagérée et digère peu ou pas du tout le lait absorbé.

3° *L'irrégularité dans les repas* amène souvent de la diarrhée et des vomissements. Nous avons vu trois enfants pris de ces accidents dans un village où sévissait une épidémie d'entérite, et guérir simplement par des tetées régulières, très-difficiles du reste à obtenir des mères trop généreuses de leur lait. Nous ne nous arrêterons pas sur les règles à suivre à ce point de vue ; ce n'est pas ici le lieu. Nous devons cependant mentionner une observation que M. le professeur Depaul a développée dans sa clinique du 8 avril 1879, prouvant qu'il ne faut pas exagérer la régularité des repas. Si un enfan crie et qu'on ne puisse le calmer qu'en le faisant teter, il faut le faire. S'il crie, c'est qu'il souffre ; il est gêné par son maillot, piqué par une épingle, mal couché ; cela se peut, démaillotez-le, examinez-le, mais ne le laissez pas pleurer sous prétexte qu'il vient de teter et qu'il ne faut pas l'habituer à prendre le sein à toute heure. On peut du reste lui donner quelques cuillerées d'eau sucrée ou panée.

4° *Du côté de la nourrice* il y a quelques faits à signaler. Un mamelon trop court ou trop gros (rare), les gerçures et les crevasses, ces lésions si fréquentes, empêchent l'enfant de teter, le disposent à l'affaiblissemen et à la diarrhée. Mais ce n'est là qu'un effet dû à la trop petite quantité de lait absorbée, car si le mamelon se forme, si la mère surmonte sa douleur et que l'enfant puisse se nourrir suffisamment, tous les accidents disparaissent. La diarrhée du nourrisson se rattachant à une maladie de la mère (fièvre, céphalalgie, diarrhée, etc.) est due également à une trop petite quantité de lait. Mais si l'affection maternelle a une telle gravité qu'elle entraîne un changement dans la composition du lait, il y a là une tout autre cause, sur laquelle nous reviendrons au sujet de l'état du lait.

Le retour des règles est aussi une cause de diarrhée pour l'enfant ; c'est au moment même des règles qu'on le voit pris de diarrhée, vomissements, coliques ; il n'y a cependant pas dans le lait de changement appréciable par nos moyens d'investigation. Le même fait est observé si une *nouvelle grossesse* se déclare.

Les impressions morales, les mouvements de colère ou autres chez les femmes nourrices, provoquent des troubles digestifs chez leur nourrisson. Rosen en décrit les effets terribles. Ce serait, d'après lui, une cause d'éclampsie dont les accès seraient suivis d'un flux diarrhéique. On connaît le cas de cette nourrice anglaise dont l'enfant fut pris de diarrhée à la suite d'une frayeur qu'elle eut. M. Bouchut (loc. cit., p. 563) parle d'une jeune dame qui, ayant vu mourir de convulsions son premier enfant, voulut nourrir le second ; mais toujours inquiète, et du reste d'une nature très-nerveuse, elle vit, au bout de dix jours, son enfant pris de diarrhée et ne se rétablir qu'après un changement de nourrice. Son lait ne présentait pourtant pas d'altérations.

5° *L'état du lait* a évidemment une grande influence sur les voies digestives de l'enfant. Nous n'entrerons pas dans les détails sur ce qui regarde le lait de vache ou d'autres animaux. Les mélanges, la décomposition chimique, l'altération par les cryptogames sont des causes de diarrhée à ajouter à celles que fournit l'allaitement artificiel dans des mains peu dévouées. Nous n'insisterons pas non plus sur les troubles causés par un lait altéré par des réactions chimiques, par des globules de colostrum, de pus et autres, mais il est un fait que nous devons signaler.

M. le professeur Depaul dit, dans une clinique récente, que l'état du lait, révélé par l'analyse ou le microscope, doit être généralement bon. Toutefois, ayant fait analyser avec soin, par M. Mialhe, du lait de femme dont l'enfant dépérissait, et n'ayant trouvé aucune altération, il lui a suffi de changer la nourrice pour ramener à la santé l'enfant malade. Réciproquement du lait altéré dans ses proportions de globules, sucre, graisse a pu parfaitement suffire à l'alimentation de quelques nourrissons qui ne s'en ressentaient nullement. Il ne faut cependant pas conclure, a ajouté notre savant maître, que les altérations du lait n'agissent jamais sur la santé des enfants.

En effet, le lait, lorsque ses qualités chimiques ou microscopiques ne sont pas normales, occasionne de fréquents troubles digestifs. Il peut alors agir de deux manières :

1° *Les principes essentiels ne sont pas suffisants.* — Le lait est le type de l'aliment parfait, il contient : des matières albuminoïdes (caséum), des matières combustibles grasses et sucrées (beurre et lactine), et enfin les substances minérales importantes (chlorures et phosphates). Qu'un de ses éléments vienne à manquer, l'enfant souffre, se débilite et se trouve tout au moins prédisposé aux affections des vois digestives. Cela se voit à la suite de diverses causes dont nous avons parlé à propos de la mère ; les impressions morales vives, les maladies, le retour des règles, la grossesse, peuvent altérer la composition du lait. Un autre point que nous devons mentionner à ce propos, c'est l'altération qui se produit chez la nourrice envoyée de la campagne à Paris. Chez elle, du pain riche en gluten, des viandes de porc remplies de graisse, des féculents, des légumes verts étaient sa nourriture, en outre elle vivait au grand air. A peine arrivée à Paris, on la calfeutre dans une chambre bien close, on lui donne du pain de gruau, des viandes saignantes, du vin de Bordeaux, quelques féculents et peu de légumes frais, et c'est là pour elle des conditions peu favorables à la sécrétion d'un lait complet.

La misère et la nourriture insuffisante qui s'ensuit sont aussi une cause d'altération et diminuent dans le lait le chiffre du beurre et du caséum.

2° *Les principes essentiels sont en trop grande quantité.* — Si beaucoup d'enfants sont atteints de troubles digestifs par suite d'une insuffisance des principes nutritifs du lait, le contraire peut aussi arriver. Le Dr Donné (*loc. cit.*, p. 49) parle d'une dame à laquelle il donnait ses soins et dont l'enfant venait mal, étant atteint de diarrhée et de vomissements. La famille était très-inquiète de cela, la mère ayant déjà nourri cinq enfants avec succès. M. Donné constata à l'aide de l'analyse que le lait avait un excès considérable de richesse. Se rappelant alors le fait démontré par Péligot, que, contrairement aux autres sécrétions, plus le lait séjourne dans les mamelles, plus il devient séreux et clair ; il lui suffit d'éloigner les repas, et l'enfant ne prenant plus qu'un lait léger à des intervalles éloignés, fut rapidement guéri. Il faut cependant dire que l'excès de principes nutritifs est rarement une cause de diarrhée.

Nous arrivons à présent à une cause que nous faisons rentrer dans le chapitre de l'alimentation, c'est le sevrage.

3° Le *sevrage* occasionne de la diarrhée chez les enfants du premier âge pour deux raisons : la première, déjà prévue, c'est le changement de nourriture; la deuxième, c'est que l'enfant se trouve là plupart du temps dans des conditions d'hygiène différentes. C'est en effet chez les nourrissons que l'on fait revenir de la campagne à Paris que l'on voit se produire de l'entérite ; l'air, la vie, les habitudes, tout est nouveau pour eux, tout surprend leur frêle organisation. Rilliet et Barthez ajoutent que c'est surtout des troubles à forme chronique que l'on observe dans ces cas. Cela paraît rationnel; les causes se produisent lentement, l'effet est lent aussi, et à raison de cette apparence de bénignité, on laisse s'établir ces diarrhées accompagnées de vomissement, muguet, etc., et dont la mort est le plus souvent la terminaison.

CHAPITRE III.

DE LA DENTITION.

Après l'alimentation vicieuse, la cause la plus fréquente de diarrhée est bien certainement *le travail de la dentition*. Ce fait est reconnu depuis longtemps, et déjà en 1781 la Société royale de médecine, frappée du nombre d'enfants qui périssent au moment de la dentition, avait proposé un prix pour le meilleur mémoire sur la question suivante : « Quels sont les moyens les plus sûrs de préserver les enfants en nourrice des accidents auxquels la dentition les expose et d'y remédier quand ils sont atteints ? »

Le mal existait alors et il existe encore. Nous trouvons que M. Bouchut (*loc. cit.* p. 562), sur 138 enfants soumis à la première dentition en a trouvé :

38 agités avec diarrhée très-légère passagère ;
46 avec diarrhée abondante cessant avec la sortie des dents ;
28 diarrhée avec entérite ;
26 n'éprouvaient rien.

On voit par là la fréquence des accidents digestifs; mais on peut aussi remarquer, et c'est un fait signalé par Rilliet et Barthez (*loc. cit.*, p. 707), que l'on observe surtout des troubles aigus, légers, de courte durée et disparaissant avec la sortie des dents. Beaucoup de mères et de nourrices sont également si bien convaincues de cela qu'elles laissent s'établir la diarrhée à forme chronique, si dangereuse et si rebelle à tous les traitements qu'on lui oppose. En outre, on voit chez beaucoup de parents un préjugé plus grave encore; c'est que cette diarrhée est nécessaire pour combattre les accidents du côté des gencives et autres. Imbus de cette fâcheuse idée, non-seulement ils entretiennent la diarrhée, mais encore ils s'opposent à toute médication tendant à la supprimer.

Il est encore une observation à faire au sujet de la diarrhée due au travail de la dentition, c'est qu'on l'observe surtout pendant l'été. La chaleur serait donc une cause adjuvante. Nous verrons du reste, à propos des agents « froid et chaleur, » que le catarrhe intestinal se déclare pendant l'été, tandis que les manifestations pathologiques du côté du poumon forment cortége à l'hiver.

Quoique sortant un peu de notre sujet, il nous paraît utile de dire quelques mots sur le rapport qui existe entre l'évolution dentaire et la diarrhée. Une foule d'opinions ont été émises. Pour les uns, l'inflammation de la muqueuse buccale se propagerait à l'estomac et à l'intestin; pour les autres, ce serait un phénomène nerveux, occasionné par la douleur des gencives et se manifestant du côté de l'intestin par des contractions exagérées. Billard explique la susceptibilité de la muqueuse gastro-intestinale pendant la dentition, par l'évolution des glandes et follicules de cette muqueuse. Cette évolution marcherait de pair avec le développement des dents. Charles West paraît partager cette opinion ; voici ce qu'il dit à ce sujet (*loc. cit.*, p. 767-768) : « Outre l'influence de l'irritation nerveuse sur l'accélération temporaire de l'action péristaltique de l'intestin qui produit aussi la diarrhée, on doit avoir présent à l'esprit qu'il existe pendant la période de dentition une cause plus persistante qui dispose fortement à sa production. Toutes les parties du canal digestif subissent alors une évolution active, qui doit les rendre aptes à l'assimilation des aliments variés qui formeront bientôt la nourriture du jeune sujet. De même qu'à ce moment les glandes salivaires commencent à sécréter et à verser de la salive en abondance, de même tout le système glandulaire du tube digestif se développe avec rapidité et acquiert une activité fonctionnelle qui, sous l'influence de causes relativement légères, peut dépasser les justes limites de la santé. »

Pour nous, il nous paraît qu'il y a du vrai dans chacune de ces opinions, mais il ne faut pas attribuer à une seule un rôle trop exclusif. Chacune des causes formulées peut concourir isolément, mais surtout simultanément, à la détermination de la diarrhée.

Quoi qu'il en soit, on peut conclure : 1° que le travail de la dentition est une cause fréquente de troubles digestifs chez l'enfant du premier âge ; 2° que ces troubles sont généralement passagers et peu graves ; 3° qu'ils demandent cependant à être surveillés et enrayés à temps, sous peine de voir l'enfant succomber aux formes chroniques et fatales.

CHAPITRE IV.

DU FROID ET DE LA CHALEUR.

1° *Le froid* détermine chez l'enfant comme chez l'homme adulte des diarrhées, mais ce sont des accidents relativement rares et en tout cas de peu de durée; ils ne se présentent pas à l'état épidémique. On l'observe surtout chez les enfants que leurs mères, par misère et souvent aussi par coquetterie ou préjugés, ne vêtissent que d'une façon incomplète.

2° *La chaleur* au contraire paraît favoriser le développement des maladies du tube digestif : ce sont elles que l'on observe surtout pendant l'été; comme nous l'avons déjà dit, les affections broncho-pulmonaires sont au contraire prédominantes pendant l'hiver. Nous donnons ci-après les résultats de huit années d'observations de M. Ch. West à Children's Infirmary.

Dans les trois mois de :

Novembre, décembre, janvier, la diarrhée était de. . . . . 7,9 p. 100,

Février, mars, avril. . . . . . . 9,5 p. 100,

Mai, juin, juillet. . . . . 15,3 p. 100,

Août, septembre, octobre. . . . 23,0 p. 100,

comparativement aux autres maladies.

On voit donc que les mois chauds sont essentiellement favorables au développement de la diarrhée. C'est aussi à cette époque que l'on voit ces enfants *tournés* dont parle M. le professeur Parrot, qui, légèrement malades ou même bien portants, meurent à la suite d'une journée orageuse.

Il est incontestable que c'est surtout pendant l'été que l'on voit la diarrhée ou l'entérite simple ou cholériforme régner à l'état épidémique. Nous avons déjà parlé d'une épidémie d'entérite que nous avons observée dans le département de Seine-et-Marne. Son maximum d'intensité a été du 15 août au 15 septembre, et il a suffi des premières fraîcheurs du mois d'octobre pour la faire à peu près entièrement disparaître. D'Espine et Picot (*loc. cit.*) citent le résultat d'un travail fait par la commission d'hygiène à Boston, d'après lequel il faudrait et une chaleur estivale excessive et une population urbaine très-dense pour déterminer une épidémie d'entérite infantile grave. Ils ajoutent que les émanations des fosses d'aisances, sous l'influence d'une température élevée, en serait la cause directe. On ne peut refuser à l'encombrement et à la malpropreté une puissance sur laquelle nous reviendrons du reste plus bas; cependant ce ne paraît pas être une cause indispensable d'épidémie. Celle qu'il nous a été donné d'observer avait pour théâtre deux villages contenant chacun 200 habitants, distants l'un de l'autre d'un kilomètre environ et situés dans un pays excessivement sain à tous les points de vue. La maladie ne manquait certainement pas de gravité, puisque sur une quarantaine de petits malades soumis à notre observation, nous avons eu trois cas à marche rapide et fatale.

En résumé, le froid n'agit guère que d'une façon passagère et peu grave; la chaleur au contraire favorise d'autant plus le développement de la diarrhée, qu'elle est plus intense. C'est de plus surtout pendant l'été qu'on observe l'état épidémique, à plus forte raison si à la chaleur se trouvent réunies les causes dont nous allons parler.

CHAPITRE V.

DE L'ENCOMBREMENT ET DE LA MALPROPRETÉ.

C'est dans les hôpitaux, chez les éleveuses, partout o il y a agglomération de nouveau-nés, que la diarrhée exerce ses ravages. M. Hervieux (Archives de tocologie, 1874, P. 194) paraît admettre un virus spécial dans l'influence nosocomiale. Doit-on l'admettre ? Nous croyons plutôt avec M. le professeur Parrot que cette influence est « la résultante de conditions pathogéniques communes (faiblesse, froid, soins insuffisants, alimentation mauvaise) se développant aisément et d'une façon presque fatale, partout où l'assistance publique recueille les nouveau-nés, agissant avec d'autant plus de puissance que leur nombre est plus considérable. »

Lorsque, ce qui se voit souvent, un quartier populeux et sale est en même temps humide, c'est une condition de plus, favorable au développement de la diarrhée. M. West (loc. cit.) rapporte qu'étant médecin de Finsbury Dispensary, il n'observa pas de diarrhée infantile grave, tandis qu'il y en avait beaucoup à Lambeth. Dans les deux districts, les enfants sont également mal nourris, dans des habitations dont les conditions hygiéniques sont déplorables, mais le district de Surrey est situé au-dessous du niveau des hautes eaux de la Tamise, et se trouve inondé à la marée montante ; la stagnation des eaux est en outre prolongée par des puisards, qui n'ont souvent aucun canal d'écoulement. M. West dit encore qu'à chaque printemps une pauvre femme lui apportait ses enfants, qui, jusqu'à l'âge de trois ans, étaient pris d'une diarrhée intense. L'un d'eux (15 mois) fut repris au printemps d'une diarrhée grave dont il avait déjà souffert pendant l'automne ; il eut en même temps des convulsions. Cet enfant passait sa journée dans une chambre du rez-de-chaussée, regardant sur une petite cour d'où se dégageait, pendant les chaleurs, une odeur excessivement fétide due à un cloaque. La guérison fut vite obtenue dès que le petit malade habita une chambre saine.

L'encombrement et la malpropreté et l'humidité qui les accompagne souvent sont donc des causes de développement de la diarrhée, et de plus lui donnent un caractère épidémique et grave.

Nous en avons terminé avec les principales causes de troubles digestifs ; il nous reste cependant quelque chose à dire sur certains points qui, sans avoir une importance aussi grande, ne doivent cependant pas être passés sous silence.

CHAPITRE IV.

CAUSES DIVERSES.

Impressions morales et vives. — Rosen de Rosenstein (loc. cit.) attribue aux grands mouvements moraux une influence sur la production de la diarrhée. Il range cette diarrhée dans la cinquième espèce de sa classification. « C'est, dit-il, la diarrhée que les médecins appellent bilieuse, parce qu'elles provient d'une bile âcre, mordicante... précipitée en trop grande quantité dans les intestins par quelque mouvement de colère. » Il est bien certain qu'à la suite d'un coup, d'une douleur vive, on a vu les enfants pris de diarrhée momentanée. Ce n'est du reste que ce qui se passe chez l'adulte dans les grandes émotions.

Vers intestinaux. — C'est encore une cause de diarrhée qu'on doit toujours avoir présente à l'esprit. Aussi ne faut-il pas oublier d'examiner attentivement les selles des petits malades pour y rechercher les vers et même donner quelquefois un vermifuge qui éclairera le diagnostic, s'il ne guérit pas l'enfant.

Maladies antérieures, actuelles et médications trop active. — A la suite de certaines maladies les enfants sont souvent atteints de troubles digestifs. Rilliet et Barthez sur 140 observations les ont observés :

37 fois après la rougeole. . 23 après la pneumonie
27 — — la coqueluche. 17 — la scarlatine.
27 — la fièvre typhoïde. 57 — la variole.

L'érysipèle se complique fréquemment de diarrhée.

Le coryza est une cause prédisposante sur laquelle nous avons déjà insisté.

L'émétique, l'ipéca, le kermès, le calomel et quelques autres médicaments donnés à trop haute dose ou trop lougtemps ont donné lieu à des accidents digestifs. Nous ne parlerons enfin que pour mémoire des diarrhées provoquées soit par des corps étrangers, soit par des aliments trop consistants et irritant mécaniquement l'intestin. Nous avons vu récemment un enfant de 18 mois, auquel d'autres enfants avaient fait avaler des écorces de melon en si grande quantité qu'on en retrouvait encore des fragments dans ses selles huit jours après l'absorption et il ne fallut pas moins de trois semaines pour qu'il se rétablît après que la diarrhée et les vomissements eurent cessé.

Nous n'avons pas à étudier ici les déductions thérapeutiques qui découlent de l'étude des causes. Elles sont trop nombreuses et embrassent toute l'hygiène du nouveau-né. Disons seulement que si chez l'adulte l'étiologie joue un rôle important, elle est peut-être encore plus utile dans la pathologie infantile, surtout dans les maladies qui nous occupent. C'est en remontant à la source du mal, que l'on peut l'enrayer plus facilement, si, ce qui n'est malheureusement pas toujours, la source est accessible.

Nous relatons, en terminant, quelques observations qui nous ont paru concluantes au point de vue de l'étiologie ; toutes sont personnelles, ont été prises en temps d'épidémie et pendant les mois d'août, septembre et octobre 1878, c'est-à-dire pendant la chaleur. Il y a là déjà deux causes importantes, dont il faut tenir compte. De plus, comme on pourra le voir, tous les enfants, excepté pour les observations IV, V, VIII, XII, ont été nourris par l'allaitement au biberon.

Observation. — B... garçon, 7 mois, élevé au biberon. Diarrhée simple, guéri par un régime lacté bien réglé.

Obs. II. — L..., de Paris, garçon, 5 mois, était élevé au biberon à Paris. Débilité par une diarrhée chronique, on l'envoie à la campagne chez une éleveuse, qui pour, le fortifier, lui donne des panades épaisses. La diarrhée et les vomissements augmentent. L'enfant ayant été ramené par la famille n'a pu être suivi.

Obs. III. — B... de Nandy (Seine-et-Marne), garçon, 15 mois, élevé au biberon, avait déjà été atteint de diarrhée et de vomissemonts légers, il y a environ quinze jours. Il fut repris de ces accidents le 18 août 1878. Ayant constaté la présence d'ascarides lombricoïdes dans ses selles, nous ordonnons un anthelmintique, qui joint à une potion astringente a rapidement ramené la guérison

Obs. IV. — Une enfant de Paris, fille, 4 mois, élevée au sein, a été atteinte d'une diarrhée qui ne nous a paru due qu'à l'influence de la saison (mois d'août) et de l'épidémie. Le traitement au sous-nitrate de bismuth a amené la santé.

Obs. V. — P..., 3 mois à Verneau (Seine-et-Marne); élevé au sein, faiblesse congénitale, né cependant à terme de père et mère bien portants. Est mort en six jours d'accidents cholériformes compliqués d'éclampsie. On ne peut guère rattacher la cause qu'à son état chétif et à l'influence épidémique et saisonnière.

Obs. VI. — P.., de Nandy, garçon, 18 mois. Il a été élevé au sein. Il est sevré depuis un mois, est pris de diarrhée légère, sa mère lui donnant à manger d'une façon exagérée. Le régime lacté à l'état normal.

Son frère (4 mois) est également atteint de diarrhée et de vomisssements. Il était sujet déjà à des régurgitations laiteuses. Le lait de la mère n'a pas été analysé, mais il est très-abondant et elle en est du reste trop généreuse. Repas réglés. Guérison.

Obs. VII. — N..., 7 mois, fille bien constituée, père et mère bien portant: diarrhée et vomissements depuis trois semaines. Maison humide dans un pays sujet aux fièvres intermittentes. Régime lacté avec eau de chaux (3 septembre). Les vomissements ont cessé ; une diarrhée assez abondante persiste et n'a guéri que lorsque la petite malade a été envoyée chez sa grand'mère dans un pays absolument sain.

Obs. VIII. — Q..., 10 mois, garçon, élevé au sein. Père bien portant ; mère débilitée par un travail exagéré et une nourriture insuffisante. Nous n'avons pas fait analyser le lait, mais sa quantité est évidemment trop faible. La mère étant à son tour malade d'une pneumonie et se résignant enfin à ne plus nourrir elle-même son fils, celui-ci guérit rapidement quand on lui donna le biberon, toujours du reste sous les yeux de sa mère.

Obs. IX. — B... de Vaux (voir l'article « Maladies antérieures, actuelles, etc., page 24).

Obs. X. — D..., de Paris, 8 jours. Envoyée à Verneau L'enfant était née faible, quoique à terme. Une diarrhée intense l'a prise le jour même de son arrivée à la campagne, vomissements, convulsions. Mort en cinq jours.

Obs. XI. — B... fille (Maincy, Seine-et-Marne, 18 octobre) 6 mois, élevée au biberon. Prise de fièvre intermittente dans un pays marécageux (sulfate de quinine). Diarrhée assez abondante, mais passagère.

Obs. XII. — R... de Nandy, garçon, 8 mois, élevé au sein. Diarrhée et vomissements, qui ont duré du 18 août au 10 septembre. L'enfant était né très-chétif et sa mère, quoique n'ayant pas assez de lait pour le nourrir, persistait quand même. Lorsque nous vîmes l'enfant, il était déjà excessivement débilité. La mère se décida à ajouter à l'allaitement naturel des repas au biberon. Apres quelques signes d'intolérance (vomissements fréquents), l'estomac finit par supporter l'alimentation artificielle et l'enfant guérit.

Obs. XIII. — H... Jules, de Paris, un mois et demi. Très-faible, né avant terme. Diarrhée chronique. Convulsions. Mort.

Obs. XIV. — L..., Arsène, 7 mois, enfermé dans une

chambre située au rez-de-chaussée. Père phthisique, mère scrofuleuse. Diarrhée chronique bien amélioré par la vie au grand air.

Obs. XV. — D..., fille bien portante, prise au mois d'octobre de diarrhée légère et passagère, due à un travail de dentition difficile et excessivement douloureux.

INDEX BIBLIOGRAPHIQUE.

Billard. — Maladies des nouveaux-nés, 1833.

Bouchaud. — Thèse de Paris, 1864. De la mort par inanition et études expérimentales sur la nutrition chez le nouveau-né.

Bouchut. — Traité pratique des maladies des nouveau-nés, des enfants à la mamelle et de la seconde enfance. Paris, J.-B. Baillière et fils, 1878.

Brau. — Th. de Paris, 1857. Considérations sur les troubles digestifs et le rachitisme produits par la mauvaise alimentation chez les enfants à la mamelle.

Donné. — Conseils aux mères de famille sur la manière d'élever les enfants nouveau-nés. Paris, J.-B. Baillière, 1842.

D'Espine et Picot. — Maladies de l'enfance. Paris, J.-B. Baillière, 1877.

Parrot. — Clinique des nouveau-nés. L'atrepsie. Paris, G. Masson, 1877.

Nils Rosen de Rosenstein. — Traité des maladies des enfants Traduit du suédois. Paris, Cavelier, 1778.

Rilliet et Barthez. — Traité clinique et pratique des maladies des enfants. Paris, G. Baillière, 1853.

Théophile Roussel. — Rapport sur la loi relative à la protection des enfants du premier âge et en particulier des nourrissons. Cerf et fils, Versailles 1874.

Valleix. — Clinique des maladies des nouveau-nés, 1838.

Charles West. — Leçons sur les maladies des enfants. Traduction du Dr Archambault. Paris, G. Masson, 1875.

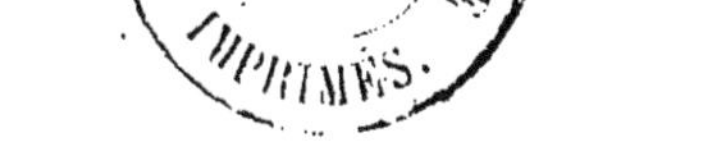

Paris. — A. Parent, imprimeur de la Faculté de Médecine, rue M.-le-Prince, 29-31.

www.ingramcontent.com/pod-product-compliance
Ingram Content Group UK Ltd.
Pitfield, Milton Keynes, MK11 3LW, UK
UKHW021033260726
13994UKWH00005B/2125